LABORATOIRE DE CLINIQUE MÉDICALE

CONTRIBUTION
A L'ÉTUDE EXPÉRIMENTALE
DES
LÉSIONS DU FOIE
DANS
QUELQUES EMPOISONNEMENTS AIGUS

PAR

LE Dr LÉON BLANC

ANCIEN INTERNE DES HÔPITAUX DE LYON
LAURÉAT DE L'ÉCOLE DE MÉDECINE DE LYON — CHEF DES TRAVAUX DE BIOLOGIE
A LA FACULTÉ DE MÉDECINE DE LYON
MEMBRE DE LA SOCIÉTÉ BOTANIQUE ET DE LA SOCIÉTÉ LINNÉENNE
DE LYON

LYON
IMPRIMERIE PITRAT AINÉ
4, RUE GENTIL, 4
—
1883

CONTRIBUTION A L'ÉTUDE EXPÉRIMENTALE

DES

LÉSIONS DU FOIE

DANS

QUELQUES EMPOISONNEMENTS AIGUS

LABORATOIRE DE CLINIQUE MEDICALE

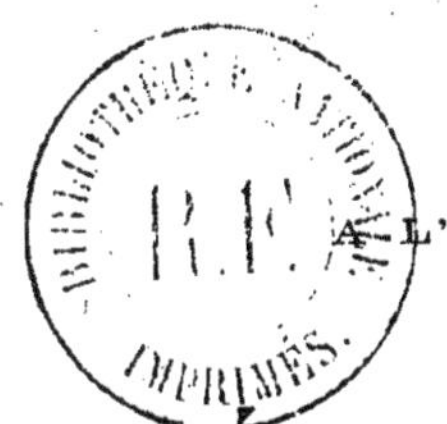

CONTRIBUTION

A L'ÉTUDE EXPÉRIMENTALE

DES

LÉSIONS DU FOIE

DANS

QUELQUES EMPOISONNEMENTS AIGUS

PAR

LE Dr LÉON BLANC

ANCIEN INTERNE DES HÔPITAUX DE LYON
LAURÉAT DE L'ÉCOLE DE MÉDECINE DE LYON — CHEF DES TRAVAUX DE BIOLOGIE
A LA FACULTÉ DE MÉDECINE DE LYON
MEMBRE DE LA SOCIÉTÉ BOTANIQUE ET DE LA SOCIÉTÉ LINNÉENNE
DE LYON

LYON
IMPRIMERIE PITRAT AINÉ
4, RUE GENTIL, 4

1883

AVANT-PROPOS

Notre but, dans ce travail, est d'étudier les lésions que produisent du côté du foie les empoisonnements aigus[1].

Ces lésions n'ont pas été jusqu'ici envisagées à un point de vue général.

Le laboratoire de M. le professeur Lépine nous a offert

[1] Nous appelons empoisonnement aigu celui qui se manifeste en peu de temps, depuis quelques minutes, jusqu'à cinq ou six jours, après *une* ou *deux doses* de poison. Nous n'avons pas besoin, dans le cas actuel, de tracer une limite plus précise.

Nous nous servirons exclusivement du terme d'*empoisonnement*, l'usage ayant plus spécialement affecté le mot *intoxication* à l'empoisonnement lent et chronique.

l'occasion d'étudier avec soin ces lésions sur des chiens auxquels on avait fait ingérer diverses substances toxiques pour l'étude de la production de l'albuminurie.

C'est sous la direction de M. le professeur Lépine que cette thèse a été entreprise. Nous lui en devons l'idée première et les matériaux, ainsi que de précieux renseignements bibliographiques, auxquels nous avons largement puisé. Qu'il reçoive ici le témoignage de notre reconnaissance.

Nous présentons notre travail comme un essai; nous sommes convaincu que nous avons laissé dans l'ombre beaucoup de points importants; c'est ainsi que nous avons négligé de rechercher dans le foie la présence du poison; ce qui eût peut-être fourni des documents intéressants pour l'interprétation des lésions. Les premières recherches que nous avons faites à ce sujet ont été si hérissées de difficultés que nous avons préféré les abandonner complètement. En les continuant, nous fussions tombé dans de graves erreurs, auxquelles sont exposés même des chimistes exercés.

Nous espérons que, malgré ses nombreuses imperfections, nos maîtres accueilleront favorablement un travail dans lequel nous avons essayé de mettre en lumière quelques faits intéressants, et qui, s'il n'est pas absolument concluant, aura peut-être le mérite de provoquer d'autres recherches.

CONTRIBUTION A L'ÉTUDE EXPÉRIMENTALE

DES

LÉSIONS DU FOIE

DANS

QUELQUES EMPOISONNEMENTS AIGUS

INTRODUCTION

En étudiant les nombreuses pièces de la collection de M. Lépine, nous avons été frappé de l'uniformité des lésions que présentait le foie dans les cas d'empoisonnement aigu expérimental. Chez les chiens notamment, nous avons toujours trouvé une congestion intense.

Cherchant dans les divers auteurs les cas assez rares, du reste, où le foie avait été examiné sérieusement après un empoisonnement aigu, nous avons vu se reproduire la même uniformité.

Quand nous disons uniformité, nous ne voulons pas exprimer par là que toujours on a trouvé dans le foie une lésion identique. Bien au contraire, cet organe peut être le siège de diverses lésions ; mais, quel qu'ait été l'agent toxique considéré, on a retrouvé dans le foie des lésions semblables à celles qu'avaient provoquées dans la glande hépatique des poisons de nature très différente.

Ces lésions sont : la congestion et la dégénérescence graisseuse, celle-ci à tous ses degrés.

On avait admis jusqu'ici que le phosphore était, avec quelques autres corps, l'arsenic, l'antimoine, un poison spécialement stéatogène. Nous nous sommes demandé alors si beaucoup de poisons ne méritaient pas de figurer à côté de ces agents comme poisons stéatogènes.

Dans ce but, nous avons fait un certain nombre d'expériences qui nous ont confirmé dans notre idée. Nous avons opéré avec les poisons irritants ; la plupart nous ont donné des résultats concordants.

Nous avons, en conséquence, divisé notre travail en plusieurs chapitres.

1° Historique ;

2° Relation des expériences et observations personnelles ;

3° Étude d'ensemble des lésions du foie, et discussion ;

4° Résumé et conclusions.

Nous avons fait suivre notre mémoire d'un index bibliographique où figurent seulement les ouvrages et opuscules que nous avons pu nous procurer et lire nous-même.

Nous avons éliminé les nombreuses notes qui n'avaient pas trait directement à notre sujet, ainsi que les relations d'autopsies où l'état du foie était mentionné avec des indications équivoques.

Nous avons été, à notre grand regret, obligé d'omettre de mentionner certains travaux importants insérés dans des Revues allemandes ou anglaises que ne possède point la bibliothèque de la Faculté. Souvent aussi, nous n'avons pu lire, d'un travail qui nous intéressait, qu'un résumé ou une analyse sommaire. Dans ce cas, nous avons soigneusement indiqué la source à laquelle nous avons puisé ce résumé.

I

HISTORIQUE

L'histoire des lésions du foie dans les empoisonnements aigus se confond au début avec l'histoire de la stéatose phosphorée. La fréquence relative de cet empoisonnement explique pourquoi les lésions en ont été mieux étudiées ; du reste, le phosphore a une puissance stéatogène notablement plus marquée que celle de la plupart des autres poisons.

C'est à Von Hauff qu'il faut faire remonter, d'après Ranvier, les premières recherches sur l'état du foie après l'empoisonnement par le phosphore. Plus tard, Lewin en retraça fidèlement l'histoire, et l'accompagna d'expériences et d'examens précis. Il démontra la fréquence de la dégénérescence graisseuse du foie, et, en même temps, il annonça que les reins et le cœur pouvaient être atteints de la même lésion.

Des observations de Mannkopff vinrent confirmer les

travaux de Lewin, et, dans une autopsie restée célèbre, Recklinghausen, chez une fille qui s'était suicidée avec de la pâte phosphorée, retrouva les lésions décrites par l'auteur cité plus haut.

En 1862, une nouvelle autopsie (à la Clinique de Türck) rapportée per Fleckles, démontra à Rokitansky la présence de la graisse dans les mêmes organes et aussi dans divers muscles de la vie de relation.

Mêmes résultats dans une autopsie analogue faite à l'Hôtel-Dieu dans le service de Vigla; les pièces ont été examinées par Lancereaux.

Cette question de la dégénérescence graisseuse des organes dans l'empoisonnement phosphorique a été reprise par Ranvier dans deux mémoires [1], en 1863 et en 1867. L'auteur y rapporte diverses expériences et observations dans lesquelles la dégénérescence graisseuse fut notée. L'auteur la considère comme le résultat d'un défaut de nutrition, un ralentissement des échanges nutritifs et se refuse à rattacher cette lésion à l'inflammation.

Telle était cependant l'idée de l'école allemande. Imbu des doctrines de Virchow sur l'inflammation, Mannkopff, à la suite de l'observation citée plus haut, avait institué des expériences sur des animaux et soumettant les organes dégénérés à l'examen microscopique, il avait annoncé que la dégénérescence graisseuse des éléments épithéliaux était toujours accompagnée d'une hyperplasie du stroma; les deux lésions, étant contemporaines, étaient pour lui de même nature; l'une et l'autre dépendaient d'un processus inflammatoire.

[1] Le premier écrit en collaboration avec Fritz et Verliac.

Ranvier fait remarquer que personne depuis n'a pu retrouver cette lésion du stroma connectif. La nature inflammatoire de la stéatose n'est donc rien moins que prouvée.

Nous n'avons parlé jusqu'à présent que de la dégénérescence graisseuse consécutive à l'empoisonnement par le phosphore. Mais cette dégénérescence avait été indiquée dans beaucoup d'autres empoisonnements et retrouvée par l'expérimentation. Munk et Leyden l'avaient obtenue sur des chiens et des lapins empoisonnés avec divers acides, sulfurique, azotique, oxalique. Hofmeier (cité par Maschka) l'observa dans un empoisonnement au moyen de l'ammoniaque liquide. Grohe et Mossler, Saikowsky l'avaient démontrée pour l'antimoine, l'arsenic. Tuckwell (1875) la mentionna dans un empoisonnement par le chlorure de zinc ; Seidel (d'Iéna) dans un cas de mort avec le carbonate de baryte (survie de trente-six heures; le foie était *notablement graisseux*, *deutlich fettig*).

Lorsque les chromates et l'acide chromique firent leur apparition dans la statistique des empoisonnements, Linstow trouva dans le foie des individus empoisonnés, et cela après un temps très court (vingt-quatre et trente-six heures), les cellules de la périphérie de certains îlots en voie de dégénérescence graisseuse.

On pourrait grossir cette liste; le plomb (Potain et Homolle) l'alcool amylique (Stewart) l'alcool (Blachez, Maschka) et l'acide phénique, dans une observation très précise de Harrison, ont été signalés comme ayant amené la dégénérescence graisseuse des cellules hépatiques. Il est impossible d'attribuer ces diverses dégénérescences à des états pathologiques antérieurs, à moins de forcer absolument les faits. Du reste, dans plusieurs cas (celui de Linstow et un de Maschka) l'opposition n'est pas recevable, les sujets étant des enfants extrêmement jeunes et bien portants auparavant. (Voir la bibliographie.)

Nous venons d'énumérer tous les empoisonnements aigus à propos desquels la dégénérescence graisseuse a été signalée. Beaucoup d'auteurs, les Allemands, Lécorché, etc., admettent la nature inflammatoire de cette lésion. D'autres, Ranvier surtout, n'admettent qu'une lésion régressive, absolument différente de l'inflammation. Une seule observation récente semble plaider en faveur de la nature inflammatoire des lésions; c'est une observation de Cornil sur l'empoisonnement par la cantharide; deux heures après l'ingestion du poison, les cellules hépatiques montrent la plupart deux noyaux dans leur intérieur. Mais cette observation est unique et d'ailleurs manque de détails.

Ainsi que nous l'avons dit dès le début, la congestion est une lésion fréquente dans les empoisonnements aigus. Elle est signalée dans tous les cas où la mort a été rapide. Nous verrons que c'est un phénomène lié à l'empoisonnement et non point un phénomène cadavérique ou agonique. Elle est tellement constante que nous révoquons en doute les rares observations où le foie a été noté comme anémie. Un exemple montrera le bien fondé de cette manière de voir.

Nous avions lu, dans la *Revue de Hayem*, le résumé d'une autopsie dans un cas de mort après l'absorption de carbonate de baryte : le foie est noté comme extrêmement anémié. Ce détail nous inspira des doutes. Nous ne pûmes nous procurer la revue allemande où Seidel (d'Iéna) avait consigné l'observation originale. En feuilletant Maschka, nous retrouvâmes cette observation, que nous avons rappelée plus haut à propos du carbonate de baryte, et nous lûmes avec satisfaction que l'on avait trouvé le foie notablement graisseux. Cette prétendue anémie était de la dégénérescence graisseuse.

Les cas où la congestion a été signalée sont nombreux. Elle a été notée dans les empoisonnements par l'oxyde de carbone, l'acide sulfhydrique (ce qui paraît tout naturel, puisque ces corps agissent par asphyxie), le mercure (Maschka; survie, cinq heures), le cyanure de potassium (Maschka) le sulfure de carbone (Marche, thèse de Paris, 1876; Tammassia, 1881), l'ammoniaque (Geneuil, thèse de Paris, 1873), le perchlorure de fer (Bérenger-Féraud), l'iodure de plomb (Schönfeldt), divers acides, etc.

Comme lésions plus rares, citons les hémorragies signalées dans l'empoisonnement par le phosphore, l'iodure de plomb, l'acide sulfurique.

Nous allons passer à la relation de nos expériences. Elles ont porté sur quelques poisons minéraux et des alcaloïdes tirés de l'urine. Nous avons laissé de côté les poisons végétaux et les venins dontl'étude nous eût entraîné trop loin.

Bien que toutes nos expériences aient été suivies avec beaucoup de soin et rédigées en détail, surtout les expérience faites par M. le professeur Lépine sur les chiens, on nous permettra d'en transcrire ici le simple résumé avec les seuls détails afférents à notre sujet.

II

EXPÉRIENCES ET OBSERVATIONS PERSONNELLES

Une première série d'expériences, que nous devons entièrement à M. Lépine, a porté sur des chiens : ces animaux ont été empoisonnés avec différentes substances, soit en ingestion stomacale, au moyen d'une sonde œsophagienne, soit par l'injection intra-veineuse dans la fémorale.

Chez tous ces animaux, la mort a été rapide ; nous n'avons trouvé chez eux que de la congestion et des lésions cellulaires peu avancées.

Une seconde série a porté sur des grenouilles, qui ont été empoisonnées avec des substances variées, à diverses doses. Il nous a fallu quelques tâtonnements pour trouver la dose, non toxique immédiatement, de divers poisons caustiques très violents.

Nous avons noté avec soin la dose, le temps de la survie, l'état de l'estomac ; nous avons rejeté un certain nombre de grenouilles dont l'estomac encore plein d'aliments indiquait qu'elles étaient mortes pendant la digestion, ce qui permettait d'interpréter la congestion du foie comme un état physiologique.

Nous avons observé également avec soin l'état du cœur et des reins, à l'œil nu, et plusieurs fois aussi au microscope, ce qui nous a fourni quelques données intéressantes dont nous nous réservons de poursuivre l'étude plus tard. Nous avons noté l'état de ces viscères toutes les fois qu'ils nous ont présenté quelque chose d'anormal.

Pour éviter le reproche d'avoir considéré comme lésions dues à l'empoisonnement des lésions purement cadavériques, nous avons sacrifié la plupart de nos grenouilles, autant que cela nous a été possible, avant qu'elles ne donnassent les signes d'une mort prochaine.

Ici, une petite difficulté s'est présentée ; les grenouilles conservées en aquarium meurent très facilement pendant les fortes chaleurs. Nous avons été, à cause de cela, obligé de suspendre nos expériences pendant quelques jours ; les grenouilles contenues dans l'aquarium du laboratoire de M. Lépine mouraient toutes quelque temps après avoir été apportées. La mort après empoisonnement, dans ces cas, ne signifiait absolument rien.

Une fois les grenouilles sacrifiées, le foie était porté dans l'alcool, puis durci d'après les procédés ordinaires; des coupes étaient pratiquées dans divers sens, et colorées au picro-carmin et l'éosine hématoylique concurremment.

Dans chaque examen, nous avons mentionné l'état du sang et des vaisseaux, l'état des cellules, l'état du tissu connectif.

A la suite de nos expériences, nous avons placé la relation succincte de l'examen histologique du foie de trois individus morts par empoisonnement accidentel : Deux d'entre eux ont succombé, dans les circonstances que l'on sait, à une ingestion de bichromate de potasse et d'acide sulfurique formant un mélange destiné au fonctionnement des piles électriques du théâtre Bellecour, en février 1883. Leur histoire est rapportée avec détails dans la thèse de notre camarade et ami, M. Bernasconi.

Le troisième est mort au bout de cinq jours, après avoir séjourné plusieurs heures dans une fosse d'aisance. Nous devons à l'obligeance de M. Parisot, interne des hôpitaux, les pièces anatomiques relatives à cette observation.

PREMIÈRE SÉRIE — CHIENS

Acide sulfurique

Chien 325. — Poids 19 kilos; bien portant, saignée de 90 grammes pour l'analyse du sang.

Le 11 octobre 1882, ingestion de 150 grammes d'eau contenant 6 grammes d'acide sulfurique. Mort le lendemain.

Foie. — Examen histologique : Congestion intense, générale ; réseau capillaire distendu. Pas d'altération visible des hématies. Les cellules hépatiques sont déformées, aplaties par les capillaires dilatés; elles sont granuleuses, leur noyau n'est pas apparent.

Chien 326. — Poids 11 kil. 600. Ingestion de 200 grammes d'eau contenant 2 centimètres cubes d'acide sulfurique, le 18 octobre 1882; nouvelle dose le 19; l'animal meurt le 20 par asphyxie accidentelle.

Foie. — Mêmes résultats que pour le 325. Ni dans l'un ni dans l'autre, nous ne parvenons à trouver deux noyaux dans les cellules ou des éléments embryonnaires dans le tissu connectif.

Chlorure de calcium

Chien 331. — Poids 13 kil. 400. Injection dans la fémorale de 4 grammes d'une solution de chlorure de calcium à 2 0/0. Mort immédiate.

Foie. — Congestion intense; cellules aplaties, déformées, non granuleuses.

Alcool

Chien 337. — Le 20 décembre 1882, ingestion de 40 grammes d'alcool ; de même le 21 ; 45 grammes le 25; puis 40 grammes tous les deux jours. Mort le 2 .

Foie. — Congestion, dilatation du réseau capillaire ; cellules très granuleuses. Trame connective normale. Globules sains.

Iode

Chien 344. — Poids 17 kilos. Ingestion de 20 centimètres cubes d'une solution contenant 50 centigrammes d'iode. Mort le 14 janvier 1883, six jours après l'ingestion.

Foie. — Mêmes résultats que pour les précédents ; cependant les cellules de la périphérie de l'îlot sont notablement plus atrophiées. De plus, nombreux caillots dans les petits vaisseaux.

Mercure

Chien 345. — Poids 14 kilos. Ingestion de 30 centigrammes de mercure métallique, le 8 janvier 1883 ; ingestion de 50 centigrammes le 13 janvier ; de même le 17. Mort par inanition le 25.

Foie. — Cellules hépatiques granuleuses, à noyau visible, mais peu coloré, congestion des gros troncs vasculaires.

Acide phosphoglycérique

Chien 334. — Injection dans la veine fémorale de 6 à 7 grammes de phosphoglycérate de chaux à 40°, le 5 décembre 1882. Mort le 7.

Foie. — Congestion énorme. Réseau capillaire distendu. Cellules aplaties, déformées; cordons de Remack interrompus en divers points par l'atrophie des cellules. Le tissu connectif en un point présente un aspect vague, flou, comme boursouflé. Hématies normales.

Glycéroborate de chaux

Chien 351. — Le 16 février 1883, injection de 5 grammes de glycéroborate. Mort vingt-quatre heures après.

Foie. — Cellules fortement granuleuses. Congestion énorme du réseau capillaire.

Chien 352. — Injection intra-veineuse de 15 grammes de glycéroborate ; accélération des battements du cœur. Mort le lendemain.

Foie. — Comme au 351 ; les cellules sont très fortement granuleuses.

Acide chromique

Chien 353. — Le 24 février 1882, injection de 200 centigrammes d'une solution à 1 0/0 d'acide chromique ; le 26, 180 centigrammes d'une solution à 5 0/0. Mort le 28.

(Pièces conservées dans le liquide de Müller.)

Foie. — Congestion très marquée. Globules sanguins formant de petits amas brunâtres ; ils sont déformés.

Rein. — Tubuli fortement graisseux.

Chien 354. — Le 27 février, ingestion de 80 centigrammes d'acide chromique dans 300 grammes d'eau. Mort le 28.

Foie. — Globules sanguins intacts. Quelques petits foyers hémorragiques. Congestion intense.

Chien 355. — Ingestion, le 1er mars, de 50 centigrammes d'acide chromique. Mort le soir.

Foie. — Congestion intense du réseau capillaire. Cellules hépatiques, pâles et fortement granuleuses.

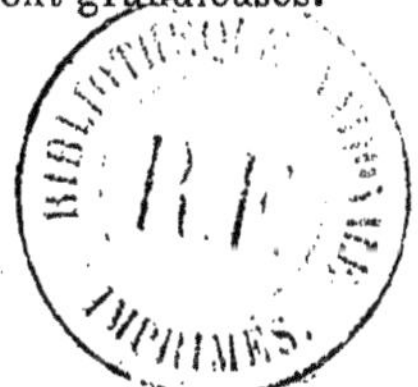

Chien 356. — Injection de 5 centigrammes d'acide chromique dans 40 centigrammes d'eau, le 9 mars 1883. Mort le 15, par bronchopneumonie.

Foie. — Congestion très marquée. Cellules normales ; globules sains.

Nous sommes, à notre grand regret, obligé de clore ici notre première série. Au moment où nous nous disposions à reprendre sur des chiens toutes ces expériences, la fourrière a été fermée, il nous a été impossible de nous procurer ces animaux en nombre suffisant.

En éliminant le chien 356, dont le genre de mort rend impossible toute tentative d'interprétation relativement à la congestion observée, nous nous trouvons en présence d'examens qui tous nous montrent une congestion plus ou moins accentuée. Cette congestion est-elle due à l'asphyxie de l'agonie? Les expériences de notre seconde série répondront à cette question.

DEUXIÈME SÉRIE — GRENOUILLES

Nous avons étudié un grand nombre de foies de grenouilles saines, pour nous faire une idée de l'état normal des cellules hépatiques, des vaisseaux et des globules sanguins de ces batraciens. Cette étude préalable était nécessaire pour l'appréciation, quelquefois délicate, des lésions des cellules dans les cas qui nous occupent.

Nous avons administré le poison aux grenouilles, soit en injection sous-cutanée, soit en ingestion. L'ingestion n'a pas d'avantage sur l'injection : celle-ci a été employée toutes les fois que cela a été possible, c'est-à-dire toutes les fois que nous avons opéré sur des substances n'altérant pas les instruments destinés à l'injection. Celle-ci a été faite sous la peau de la cuisse de l'animal.

Nous avons adopté, pour la relation de ces expériences, un ordre purement artificiel; nous étudions d'abord les corps simples, leurs composés, les acides, les bases, les sels et les corps organiques.

Iode

N° 1. — Ingestion de trois gouttes de teinture d'iode le 25 juin 1883. Sacrifiée le 29 juin.

Foie. — Congestion intense; les cellules ont perdu leur forme polyédrique et sont arrondies. Gouttelettes graisseuses disséminées entre les cellules, peu nombreuses.

N° 2. — Même expérience, sacrifiée le 28 juin. Mêmes résultats pour le foie, mais pas de gouttelettes graisseuses.

N° 3. Même date, cinq gouttes de teinture d'iode en ingestion ; survie, trois jours. Congestion, cellules très granuleuses; noyau disparu. Nombreuses gouttelettes graisseuses.

Sulfure de carbone

N° 1. — Injection sous la peau de la cuisse de trois gouttes de sulfure de carbone, le 21 juin. — L'animal est retrouvé mort le lendemain. Le foie se montre complètement graisseux ; il offre une surface jaune très marquée, avec quelques îlots rougeâtres. Le raclage y démontre immédiatement de nombreuses gouttelettes graisseuses. L'intérieur du foie est moins altéré que la surface.

Au microscope, nombreuses gouttelettes de graisse libres entre les cellules. En même temps, les cellules sont granuleuses, contenant de petites granulations brillantes, et, çà et là, des vacuoles éfringentes. Congestion très marquée.

N° 2. — Injection de cinq gouttes. Cinq minutes après, l'animal est sacrifié, par précaution, car il a des convulsions et des soubresauts.

Foie. — Congestion du réseau capillaire. Cellules normales.

N° 3. — Cinq gouttes de sulfure de carbone en injection. Mort le lendemain.

Foie. — A l'œil nu, complètement graisseux à la surface. Le raclage y démontre la présence de la graise d'une façon incontestable. On n'a pu y pratiquer des coupes, la pièce ayant été abîmée par accident.

N° 4. — Cinq gouttes en injection. Sacrifiée le 30 juin, vingt-quatre heures après l'injection.

Foie. — Congestion intense. Cellules arrondies, granuleuses ; plusieurs, surtout vers la périphérie de l'îlot, montrent des gouttelettes graisseuses très fines qui masquent le noyau.

N° 5. — Même expérience.

L'examen histologique montre des gouttelettes graisseuses plus nombreuses, le noyau est moins apparent encore que dans le n° 4.

N° 6. — Même expérience ; dégénérescence graisseuse plus prononcée.

ACIDES

Nous avons obtenu des foies gras avec l'acide sulfurique, l'acide oxalique, l'acide azotique ; nous n'insisterons pas sur ce sujet, qui est trop connu depuis les expériences de Munk et Leyden, de Fränkel, pour que nous croyions devoir nous y appesantir. Le seul intérêt de ces expériences est peut-être d'avoir démontré que les lésions observées chez le chien et le lapin par les auteurs se reproduisent dans les mêmes conditions chez la grenouille.

Nous avons employé l'acide sulfurique au 1/50, ainsi que l'acide nitrique. Nous avons employé une solution saturée d'acide oxalique, à la dose de 2-3 gouttes. Nous avons obtenu au bout de vingt-quatre heures des foies gras ; sur 8 grenouilles, nous avons trouvé 5 fois la lésion, 1 fois pour l'acide sulfurique, 3 fois pour l'acide azotique, 1 fois pour l'acide oxalique. Pour ces cas, dont l'intérêt était médiocre, nous nous sommes contenté de nous assurer par le raclage que les îlots d'un beau jaune que l'on apercevait à la surface de l'organe étaient bien graisseux.

Restait à démontrer que ces poisons déterminent de la congestion. Nous avons empoisonné plusieurs grenouilles avec de l'acide nitrique (au 1/20), en ingestion.

N° 1. — Deux gouttes ; mort presque immédiate. L'animal est aussitôt ouvert ; le foie est rouge foncé, l'estomac vide. Au microscope, congestion intense ; cellules non déformées, à noyau volumineux.

N° 2. — Même expérience, mêmes résultats ; la congestion paraît plus marquée.

N° 3. — Même expérience. L'animal est sacrifié le lendemain. Au microscope, congestion énorme du foie ; quelques cellules avec vacuoles graisseuses à la périphérie de l'îlot. Le cœur est jaunâtre et flasque ; le rein est graisseux dans quelques points de sa substance corticale.

N°s 4 et 5. — Les animaux sont sacrifiés tous deux le lendemain. Le microscope montre dans le foie des cellules fortement granuleuses, déformées, quelques-unes graisseuses, quelques gouttelettes graisseuses libres, et enfin, une grande congestion.

Mêmes résultats pour l'acide sulfurique, l'acide chlorhydrique, l'acide oxalique. Nous avons administré cinq gouttes d'une solution faible d'acide oxalique à une grenouille ; trois gouttes à une autre, elles sont mortes trois jours après ; l'une naturellement, l'autre sacrifiée. Toutes deux montrent une congestion hépatique considérable.

Acide picrique

N° 1. Solution saturée, cinq gouttes en injection. Même dose le lendemain, sacrifiée le surlendemain. Au microscope, congestion du foie ; cellules très granuleuses. Nous avouons ne pas posséder pour cette pièce de coupe satisfaisante pour étudier les lésions cellulaires. Nous nous en tenons à la constatation de la congestion.

N° 2. Même expérience. Congestion moins marquée que dans le cas précédent. Les cellules sont un peu déformées, le noyau peu apparent ; leur contenu est fortement granuleux ; plusieurs contiennent des gouttelettes graisseuses de différentes dimensions, mais petites. Quelques gouttelettes de graisse libres.

N°s 3 et 4. Même expérience. Congestion intense, cellules fortement granuleuses. Pas de graisse.

Acide chromique

N° 1. — Injection d'une solution d'acide chromique, 5/80 ; trois gouttes : la grenouille est sacrifiée une heure trois quart après l'injection.

Congestion de foie très marquée : les cellules sont déformées, désagrégées en certains points ; leur contenu est granuleux ; les globules rouges forment des amas brunâtres ; le noyau a disparu chez beaucoup d'entre eux.

N° 2. — Même expérience : la grenouille est trouvée morte deux jours après. Congestion hépatique colossale. Même état des globules que dans le n° 1.

Nº 3. — Même expérience. L'animal est sacrifié le lendemain. Congestion du foie, comme dans le nº 2. Même état des globules sanguins. Cellules granuleuses, comprimées, à noyau indistinct. Ces lésions se montrent par ilots et non sur toute la coupe. A la périphérie du lobule, quelques cellules graisseuses, remplies de petites vacuoles réfringentes.

Nº 4. Même expérience. On ne trouve, au microscope, que de la congestion.

Nº 5. — Même expérience; mort le lendemain : au microscope, congestion ; pas d'altération des globules rouges ; cellules granuleuses, contenant, en quelques points, des vacuoles réfringentes, qui représentent la stéatose à son début. Ces cellules existent surtout à la périphérie du lobule hépatique.

Nº 6. — Même expérience. Mort, cinq heures après. On trouve de la congestion ; les cellules hépatiques ont un noyau volumineux, le reste de la cellule est granuleux ; les cellules sont déformées, et leur contour n'est plus net.

Ammoniaque

Nº 1. — Trois gouttes d'une solution d'ammoniaque au dixième en ingestion; mort, vingt-deux heures après. Foie manifestement graisseux, jaunâtre; le raclage démontre la présence de la graisse en grande quantité.

Cœur flasque, jaunâtre. Quelques îlots jaunâtres à la surface du rein.

Nº 2. — Même solution ; cinq gouttes en ingestion. Mort deux heures environ après l'ingestion. On trouve de la congestion, très accentuée, les cellules un peu granuleuses.

Nº 3. — Même solution : trois gouttes. Mort deux jours après. Congestion énorme. Par îlots, les cellules sont profondément altérées; leurs contours sont indistincts; leur contenu fortement granuleux, masquant le noyau qui se colore faiblement à l'hématoxyline.

Chlorure de baryum

N° 1. — $BaCl$ 1/10. Cinq gouttes en injection ; la grenouille est sacrifiée une heure après. Au microscope, congestion des vaisseaux et des capillaires : cellules à noyau bien apparent, non déformées.

N° 2. — Même solution, trois gouttes : la grenouille est trouvée morte le lendemain matin. Congestion hépatique énorme ; vaisseaux distendus ; cellules granuleuses en quelques points, vers la périphérie du lobule. Ça et là ; gouttelettes graisseuses libres ; quelques cellules contiennent des corps réfringents, de nature graisseuse.

Perchlorure de fer

N° 1. — Deux gouttes de perchlorure en injection ; on sacrifie la grenouille le lendemain matin. Congestion du foie ; cellules normales au centre du lobule : vers les espaces portes, on en voit quelques-unes contenant des gouttelettes et des granulations graisseuses.

N° 2. — Deux gouttes ; l'animal est sacrifié deux heures après. Congestion modérée, pas de lésion cellulaire.

N° 3. — Même expérience. Survie, vingt-quatre heures ; l'animal est sacrifié. Congestion très forte.

N° 4. — Même expérience. Survie, vingt-quatre heures. Congestion ; cellules granuleuses ; nombreuses gouttelettes graisseuses à l'intérieur des cellules et entre elles.

Bichromate de potasse

N° 1. — Solution concentrée, deux gouttes en injection ; mort une heure après. Congestion, noyau volumineux bien apparent.

N° 2. — Même expérience. Mort deux heures après, même résultat histologique.

N° 3. — Solution concentrée, une goutte en injection.

Nouvelle dose le lendemain, mort vingt-quatre heures après.

Congestion, cellules granuleuses à contours indistincts, nombreuses gouttelettes graisseuses disséminées.

Essence de térébenthine

N° 1. — Injection de cinq gouttes. L'animal est sacrifié le lendemain, très malade.

Congestion, cellules granuleuses, cà et là quelques cellules avec granulations graisseuses ; quelques gouttelettes de graisse libres entre les cellules.

Globules sanguins légèrement granuleux, un peu déformés.

N° 2. — Même expérience, mort le lendemain.

Congestion, cellules peu altérées. Globules sanguins comme au n° 1. Ils rappellent un peu l'aspect des globules que nous avons signalés à l'article de l'acide chromique.

N° 3. — Même expérience ; l'animal ne survit que douze heures. Même résultat pour l'examen histologique.

Alcaloïdes de l'urine

Ce sont des corps encore mal définis que l'on retire de divers liquides et tissus de l'organisme, et sur l'origine et la production desquels chimistes et physiologistes sont loin d'être fixés. Nous avons opéré avec des alcaloïdes retirés de l'urine par M. Guérin et par M. Dupard dans le laboratoire de M. le professeur Lépine.

N° 1. — Une demi-seringue de Pravaz est injectée à une grenouille. Mort deux heures après.

Congestion très marquée, cellules fortement granuleuses ; noyau visible et coloré.

N° 2. — Même expérience ; la grenouille est sacrifiée le lendemain.

Cellules granuleuses, çà et là remplies de petites granulations graisseuses ; quelques gouttelettes graisseuses libres. Congestion prononcée.

N° 3. — Même expérience ; survie, cinq heures ; mêmes résultats microscopiques que pour le n° 1.

N° 4. — Injection de trois gouttes, mort le lendemain. Congestion ; cellules hépatiques très granuleuses, quelques-unes remplies de granulations graisseuses ou de très petites gouttelettes.

N° 5. — Même expérience, mort après sept heures.

Mêmes résultats que dans l'expérience précédente.

N° 6. — Expérience avec un alcaloïde retiré de l'urine ; ce poison fait l'objet de la thèse de M. Dupard, attaché au laboratoire de M. le professeur Lépine.

Congestion intense ; cellules très granuleuses, quelques-unes remplies de gouttelettes graisseuses ; gouttelettes graisseuses libres en grande quantité.

Nous avons encore observé un certain nombre d'expériences analogues faites par M. Dupard, et dans lesquelles le foie était jaunâtre, manifestement altéré ; le microscope nous a démontré dans tous ces foies la même lésion : congestion ; quelques gouttelettes graisseuses, et surtout cellules hépatiques entièrement granuleuses, à noyau presque complètement masqué, se colorant très faiblement. Ce ne peuvent être là des lésions cadavériques ; le foie qui nous a offert le premier cette altération a été pris sur une grenouille dont le cœur battait encore. Cette expérience, appuyée sur d'autres semblables, nous a paru précieuse pour établir la précocité des lésions cellulaires.

Ici se termine notre seconde série d'expériences.

Elle nous démontre que la dégénérescence graisseuse a coïncidé avec divers empoisonnements, avec l'iode (1 fois sur 2), le sulfure de carbonne (5 sur 6), différents acides minéraux, l'acide picrique (1 sur 2), l'acide chromique (2 sur 6), l'ammoniaque, le chlorure de baryum, le perchlorure de fer, l'essence de térébenthine, le bichromate de potasse, etc. Les acides, le phosphore et ses congénères inséparables, l'antimoine et l'arsenic, n'ont donc pas le monopole de la dégénérescence graisseuse. C'est une lésion commune à beaucoup d'empoisonnements, peut-être à tous les empoisonnements par les substances irritantes.

Nous ne nous faisons pas illusion sur nos résultats; ils sont forcément restreints, car il nous a été impossible, on le comprend bien, de faire à propos de chaque substance toxique, un travail complet. Nous avons dû nous borner à quelques substances, et ce n'est qu'à celles-ci que s'appliquent nos résultats.

Cette seconde série d'expériences a confirmé, en outre, la fréquence de la congestion que nous avions déjà rencontrée dans la première série. De plus, elle nous montre des altérations cellulaires importantes, qui, pour nous, nous donnent la clé de la dégénérescence graisseuse dont elle n'est que le début.

Nulle part, soit dans notre première, soit dans notre seconde série d'expériences, nous n'avons eu à signaler l'existence de deux noyaux (en tant que fait réellement pathologique) dans une cellule hépatique, ou une trace quelconque d'inflammation du tissu connectif.

Depuis la rédaction de ce chapitre, nous avons eu l'occasion d'observer de nouveaux foies graisseux, par l'action des alcaloïdes toxiques retirés de l'urine. La fréquence de la dégénérescence, dans ce cas-là, nous force à ranger les alcaloïdes retirés des urines parmi les poisons les plus actifs et les plus rapides à l'égard du foie.

EMPOISONNEMENTS AIGUS CHEZ L'HOMME

Nous rapportons ici brièvement l'examen histologique des trois individus dont nous avons déjà parlé.

Nº 1. — Intoxication par le bichromate de potasse et l'acide sulfurique; survie, vingt-quatre heures environ.

Foie. — Au centre du lobule, cellules normales ; à la périphérie, dégénérescence graisseuse par places à tous les degrés ; dans les portions intermédiaires, cellules granuleuses à granulations masquant le noyau. Congestion intense du réseau capillaire et des gros vaisseaux.

Nº 2. — Même empoisonnement ; survie quarante-huit heures environ. Congestion intense, cellules centrales d'apparence normale ; cellules de la périphérie pâles, granuleuses, plusieurs renferment de petites gouttelettes graisseuses.

Nº 3. — Empoisonnement par l'acide sulfhydrique (mars 1883). Survie, cinq jours.

Foie. — Congestion très marquée du réseau capillaire et des grosses veines. Cellules hépatiques granuleuses, déformées, atrophiéesvers le centre du lobule ; celles de la périphérie présentent çà et là dans leur intérieur de petites vacuoles réfringentes, que l'on reconnaît, en faisant varier l'objectif, pour de très petites gouttelettes de graisse.

De ces trois examens, le dernier et le premier surtout sont un exemple de transformation graisseuse des cellules hépatiques sous l'influence d'un empoisonnement aigu.

Nous allons maintenant jeter un coup d'œil d'ensemble sur les différentes lésions que nous avons observées.

III

ÉTUDE GÉNÉRALE DES LÉSIONS OBSERVÉES
DISCUSSION DES EXPÉRIENCES

En lisant les expériences précédentes, on voit que le foie, chez les animaux empoisonnés, présente de la congestion d'une façon constante, et des lésions cellulaires variables, inconstantes, mais pourtant indéniables. Nous allons étudier successivement ces lésions.

1. Congestion. — C'est, nous l'avons dit, le phénomène capital. Elle est plus ou moins marquée; tantôt les vaisseaux portes et la veine sus-hépatique sont seuls gorgés de sang; tantôt, et c'est le cas le plus fréquent, le réseau capillaire y prend part, et se montre distendu par les globules sanguins, comprimant, déformant les cellules, les atrophiant en certains points, interrompant ainsi la continuité d'un cordon de Remak; souvent l'atrophie porte sur les cellules centrales, ce qui donne au lobule l'aspect d'un lobule de foie muscade.

La congestion se produit très rapidement, ainsi qu'on peut s'en convaincre d'après nos expériences sur l'acide azotique; elle est indépendante de l'asphyxie, puisque nous l'avons retrouvée dans les cas où l'animal a été sacrifié prématurément.

A côté de la congestion, nous devons signaler les hémorragies, elles ont été observées dans l'empoisonnement par le phosphore; elles complètent ainsi la ressemblance qui existe entre cet empoisonnement minéral et cet empoisonnement miasmatique que l'on appelle, faute de mieux, atrophie jaune aiguë du foie; ressemblance si complète, qu'un moment Rokitansky conçut l'idée de confisquer au profit de l'empoisonnement par le phosphore, la plupart des faits enregistrés comme appartenant à l'atrophie aiguë.

Ces hémorragies, nous les avons retrouvées dans un seul cas, chez un chien empoisonné par l'acide chromique. Mais elles sont signalées fréquemment par les auteurs.

Nous pouvons, dès à présent, dire quelques mots des altérations des globules sanguins. Munk et Leyden les disent fréquentes; nous ne les avons retrouvées que dans l'empoisonnement par l'acide chromique, et non d'une façon constante; les globules déformés, agglomérés en petits amas d'un brun foncé, leur contenu est fortement granuleux, leur noyau est mal coloré, quelquefois il a disparu.

Nous croyions avoir trouvé là un moyen de distinguer l'empoisonnement par l'acide chromique. Il n'en est rien; l'essence de térébenthine nous a donné une apparence absolument analogue.

2. Lésions cellulaires. — Elles sont de deux ordres. Dans un cas, la cellule est simplement granuleuse, le noyau est peu visible, la cellule est remplie de nombreuses petites granulations qui le masquent.

Dans l'autre cas, la cellule devient graisseuse; de petites granulations brillantes apparaissent au sein de la cellule, s'unissent pour former de petites gouttelettes qui s'agglomèrent à leur tour pour constituer de grosses gouttes, véritables vésicules adipeuses qui remplissent la cellule hépatique devenue cadavre.

Lorsqu'on étudie un foie gras récent, et les foies rendus graisseux par l'empoisonnement expérimental sont excellents pour cette étude, on ne tarde pas à se convaincre que les deux ordres de lésions représentent deux stades d'un même processus dont l'aboutissant est la stéatose de la cellule.

Ainsi que l'a fait remarquer Ranvier, la cellule perd d'abord sa forme polyédrique, elle devient arrondie; le noyau disparaît peu à peu sous les granulations qui encombrent la cellule; enfin apparaissent de petites gouttelettes de graisse qui annoncent que la dégénérescence graisseuse de la cellule est consommée.

Cette dégéneresence est très irrégulière; elle paraît seulement subordonnée à l'activité de la circulation hépatique; c'est là un fait indiqué par Ranvier, et que M. Renaut, dans son cours d'anatomie générale (1882-1883), a fait ressortir d'une façon lumineuse; la dégénérescence graisseuse du foie, quelle que soit son origine (nous ne parlons pas de l'accumulation graisseuse) se montre d'abord dans les régions de moindre activité circulatoire.

C'est probablement à la même cause qu'il faut rattacher l'apparition précoce d'îlots jaunâtres à la surface du foie, avant que la dégénérescence ne se montre à l'intérieur de l'organe. Le plus souvent, en effet, les îlots de dégénérescence se montrent d'abord à la surface, ainsi que nous l'avons constaté plusieurs fois.

Rien de plus variable que la dose nécessaire pour produire cette dégénérescence. La dose varie suivant chaque poison, ce qui paraît naturel, et aussi suivant chaque individu.

La rapidité avec laquelle s'effectuent les lésions est également très variable. Néanmoins des lésions peuvent se montrer très rapidement, témoin l'expérience n° 6 des ptomaïnes. Au bout de deux heures, les cellules étaient arrondies, granuleuses, avec quelques fines gouttelettes graisseuses : ces lésions se sont retrouvées sur plusieurs grenouilles dans des conditions analogues; nous pouvons donc légitimement les considérer comme des lésions dues à l'empoisonnement.

Comme nos grenouilles sont presque toujours mortes rapidement ou ont été sacrifiées de bonne heure, nous ne nous attendions pas à trouver la dégénérescence graisseuse dans toute sa splendeur. En effet, nous n'avons eu que rarement de ces foies absolument graisseux si fréquents dans l'empoisonnement par le phosphore; ils nous ont été donnés par le sulfure de carbone, ce que l'on ne connaissait pas, que nous ne sachions, et par les acides minéraux énergiques et l'acide oxalique, ce qui était connu depuis longtemps, ainsi que pour l'ammoniaque.

Les autres foies ne nous ont montré que la stéatose partielle et incomplète, en conservant à ces deux mots le sens que Ranvier leur a judicieusement attaché. Mais si incomplète que soit la stéatose, elle existe, et se montre avec tous ses degrés. L'étude comparée de ces différents foies malades en rend l'interprétation beaucoup plus facile. Elle montre la cellule avec ses granulations réfringentes passant à la cellule remplie par des gouttelettes volumineuses, et transformée enfin en une cellule adipeuse.

A côté de ces cellules remplies de graisse, on remarque aussi la présence de gouttelettes de graisse libre dans l'intervalle des cellules.

Il est même à remarquer que, chez la grenouille du moins, la quantité de ces gouttelettes libres représente fréquemment la plus grande partie de la graisse observée dans le foie, on y retrouve plus rarement ces grosses cellules remplies par une seule masse adipeuse. Nous n'avons pu pousser bien loin nos recherches dans ce sens mais il nous semble, d'après les descriptions données par Ranvier de la stéatose phosphorée et les faits que l'on observe dans les dégénérescences graisseuses chroniques, que la présence de nombreuses gouttelettes libres se rattache à une forme aiguë et rapide de dégénérescence, plutôt qu'à la forme chronique.

Aussitôt que nous eûmes obtenu des foies graisseux au moyen du sulfure de carbone, on nous posa l'objection suivante, à savoir que ces foies pouvaient bien être graisseux antérieurement. C'est là une objection valable dans toutes les recherches de ce genre. Pour la détruire, on ne peut que prendre un moyen détourné: établir la fréquence du foie graisseux chez les animaux non empoisonnés et comparer cette fréquence avec celle du foie graisseux après l'absorption d'agents toxiques; or, sur un grand nombre de grenouilles que nous avons examinées à ce point de vue, nous avons rencontré deux fois la dégénérescence graisseuse; et le nombre de ces grenouilles saines s'élève à près de quatre-vingts. Or, on peut se faire une idée, par un simple coup d'œil jeté sur nos expériences, de la fréquence incomparablement plus grande du foie graisseux dans les cas d'empoisonnement.

Du reste, cette objection pourrait avoir de la valeur, si nous avions opéré en automne, époque à laquelle, non seulement le foie, mais les muscles de la grenouille sont infiltrés de graisse. A l'époque de l'année où nous sommes, la dégénérescence graisseuse du foie chez la grenouille est une exception.

Pour nous assurer une fois pour toutes de la valeur de nos expériences, nous avons tenté la suivante qui nous a donné des résultats aussi positifs que possible.

Une grenouille bien vigoureuse, que l'assistant du laboratoire avait prise la veille aux Echeyx, par conséquent dans les meilleures conditions possibles de santé, est piquée sur un liège; le ventre est ouvert; le foie se présente rose, bien coloré. On fait une injection d'un quart de seringue de l'alcaloïde extrait de l'urine.

Trois quarts d'heure après, le lobule moyen (le plus grand) du foie est décoloré, jaunâtre; vers six heures du soir, c'est-à-dire trois heures après, le foie est bien plus jaunâtre encore; la grenouille est encore vivante. Elle meurt dans la nuit.

Le lendemain du jour où l'injection a été pratiquée, le foie se montre presque complètement graisseux, jaune; le raclage y fait voir de la graisse en notable quantité. Voilà une expérience dont plusieurs personnes ont été témoins, et qui prouve à la fois la possibilité de lésions cellulaires précoces et la réalité de la transformation graisseuse du foie sous l'influence de certains poisons.

On ne peut objecter que ce sont là des lésions cadavériques. Nous rappellerons l'observation de cette grenouille chez laquelle nous avons trouvé un foie dégénéré alors que le cœur battait encore. De plus, le 23 et le 24 juillet, époque de l'expérience, la température a été relativement basse ; la pluie n'a presque cessé de tomber ; l'atmosphère était très refroidie, et l'on ne peut mettre les lésions observées sur le compte d'une putréfaction rapide.

A quelle cause est due la dégénérescence graisseuse, et pourquoi le même poison détermine-t-il tantôt la congestion, tantôt la dégénérescence ?

Nous pensons, après avoir comparé attentivement les résultats que nous avons rapportés plus haut, que la congestion est le phénomène le plus constant qui accompagne un empoisonnement; si la dose est assez forte pour tuer l'animal dans un temps très court, on n'observe que la congestion, si la survie est plus longue, les lésions cellulaires ont le temps de se produire, depuis la simple apparition de granulations graisseuses dans l'intérieur de la cellule, jusqu'à la transformation complète de l'organe en un bloc graisseux. Il est probable que pendant le temps nécessaire à cette transformation, la congestion diminue peu à peu, ce qui explique l'anémie de la plupart de ces foies en grande partie dégénérés. Mais nous n'avons pas d'expérience à cet égard.

D'où provient la graisse que l'on observe en quantité parfois colossale dans le foie des individus empoisonnés ?

Quelle est l'origine de ces gouttelettes qui infiltrent les cellules ?

Pour Ranvier, le plus souvent elles seraient dues à l'apparition de la graisse larvée, graisse qui existe dans le sang, dans presque tous les éléments, et principemental dans le foie, le cœur, les reins, et qui est utilisée au fur et à mesure qu'elle se forme ; si l'échange nutritif se ralentit, la graisse ne se trouve plus utilisée, elle apparaît sous forme de granulations dans l'intérieur de la cellule. L'apparition de la graisse est donc la négation de l'inflammation ; et le phosphore, d'après Ranvier (mémoire de 1867), agit non en activant, mais en ralentissant la nutrition. Chez des fœtus macérés qu'il a examinés, il a trouvé le foie, le cœur, les reins graisseux, par l'apparition de cette graisse larvée qui n'est plus utilisée par un organisme frappé de mort.

Nous n'avons pas qualité pour décider si la théorie de la graisse larvée est vraie ou fausse ; nous devons seulement dire que, à l'encontre de l'assertion de Lécorché, il n'y a aucune raison pour rattacher à l'inflammation les lésions hépatiques causées par les empoisonnements. Toutes les lésions cellulaires sont des lésions de régression ; ce sont des avant-coureurs de la dégénérescence et non les précurseurs d'un surcroît d'activité cellulaire.

3. — Lésions du tissu connectif. — Quant aux lésions du tissu connectif, nous n'en avons jamais observé ; de très forts grossissements ne nous ont montré qu'un tissu conjonctif normal.

Pour résumer ce chapitre, nous pouvons dire que les divers empoisonnements peuvent amener dans le foie des lésions assez analogues, n'ayant de caractère spécial pour aucun, et qui ne sont nullement de nature inflammatoire. Nulle part on ne trouve le retour des éléments à l'état embryonnaire ou des signes de prolifération de ces éléments; il est donc illogique de conclure à l'inflammation, puisque le caractère distinctif de ce processus fait absolument défaut.

CONCLUSIONS

Nous pouvons donc formuler les conclusions suivantes :

I. Tous les poisons que nous avons expérimentés et les poisons minéraux en général, lorsqu'ils tuent rapidement, amènent de la congestion du foie.

II. La plupart d'entre eux amènent, lorsque l'animal survit quelque temps, une dégénérescence graisseuse, plus ou moins marquée, plus ou moins rapide; les acides tiennent le premier rang pour leur efficacité à produire cette dégénérescence.

III. Cette dégénérescence ne se produit du reste pas d'une façon constante. Elle est soumise à des conditions encore indéterminées.

IV. Les lésions macroscopiques ou microscopiques du côté du foie, dans les empoisonnements n'ont absolument rien de caractéristique, rien de pathognomonique.

V. Aucune des lésions mentionnées dans le tissu du foie après un empoisonnement aigu ne se rapporte à l'inflammation, soit de la cellule elle-même, soit du tissu connectif interstitiel. A l'empoisonnement chronique paraissent réservées les lésions du tissu connectif, qui est toujours indemne dans l'empoisonnement aigu. Celui-ci provoque dans la cellule non des troubles inflammatoires, mais des phénomènes de régression.

BIBLIOGRAPHIE

HISTOLOGIE PATHOLOGIQUE GÉNÉRALE DU FOIE

CORNIL ET RANVIER. — *Manuel d'histologie pathologique.*

RINDFLEISCH. — *Traité d'histologie pathologique.*

BLACHEZ. — *De la stéatose du foie.* Thèse d'agrégation, Paris, 1866.

PARROT. — Des stéatoses viscérales. *Mém. Acad. sc.*, 1869.

EMPOISONNEMENTS EN GÉNÉRAL

MASCHKA. — *Manuel de médecine légale*, 2 vol., Tübingen.
(Le second volume contient les empoisonnements.)

LESSER. — Lésions du canal intestinal dans l'absorption des poisons caustiques. Résumé dans *Revue de Hayem*, 1882.

—— *Atlas de médecine légale* ; 1er et 2e fascicules, 1883.

SIDNEY RINGER ET MURRELL. — Du mode d'action des poisons, tartre stibié. Rés. dans *R. Hayem*, 1 vol., XV, 1880.

EMPOISONNEMENTS EN PARTICULIER

Phosphore, Arsenic, Antimoine

LEWIN. — Étude sur l'empoisonnement par le phosphore. *Archives de Virchow*, 1860.

FRITZ, RANVIER, VERLIAC. — De la stéatose dans l'empoisonnement par le phosphore. *Archives de médecine*, 1863.

Nous n'avons pu retrouver presque aucun des travaux antérieurs à celui-ci, auquel nous renvoyons pour des renseignements bibliographiques détaillés.

MUNK ET LEYDEN. — De l'influence de l'acide phosphorique. *Centralblatt für medic. Wissensch.*, 1864.

MUNK ET LEYDEN. — Dégénerescence graisseuse des organes après l'absorption de l'antimoine, de l'arsenic et des préparations du phosphore. *Berliner Klinische. Wochensch.*, 1865.

De plus, nombreuses notes, dans la même revue, anno 1865 et seq., sur le même sujet, confirmant les premières recherches ou revendiquant contre Salkowsky notamment le droit de priorité.

SAIKOWSKY. — Dégénérescence graisseuse, etc. *Archiv. de Virchow*, 1865.

—— Action du phosphore. *Centralblatt f. med. Wissench.*, 1865.

GROHE ET MOSLER. — Contribution à l'Étude des modifications des organes dans l'empoisonnement par l'arsenic. *Archiv. de Virchow*, 1865.

RANVIER. — Recherches expérimentales sur l'action du phosphore sur les tissus vivants. *Gazette médic. de Paris*, 1867.

MÉNARD. — *Recherches sur l'empoisonnement par le phosphore.* Thèse Strasbourg, 1869, nº 150.

LÉCORCHÉ. — Étude physiologique du phosphore. *Archives de physiologie*, 1869.

FRAENKEL. — Contribution à l'Étude du phosphore. Rés. dans *Revue Hayem*, 1871.

WEYL. — Altération du parenchyme hépatique dans l'intoxication phosphorée, *Archiv. de Heilkunde*, 1878. Rés. dans *R. Hayem*, 1879.

OMKHAE. — Empoisonnement par l'arsenic, *Boston med. Journal*, 19 septembre 1878. Rés. dans *R. Hayem*, 1880.

LABOULBÈNE. — Empoisonnement par le phosphore, par l'ammoniaque, *Gaz. des hôpitaux*, 1879, p. 361.

FÉRÉOL ET CORNIL. — Empoisonnement arsénical suraigu. *R. Hayem*, 1881.

VERNEUIL. — Empoïsonnement par le phosphore. *R. Hayem*, 82.

Sulfure de carbone

ABEL MARCHE. — *De l'empoisonnement par le sulfure de carbone.* Th. Paris, 1876, nº 107.

TAMASSIA. — *Recherches expérimentales sur l'action du sulfure de carbone*, Reggio, 1881.

Oxyde de carbone

MASCHKA. — *Manuel de médecine légale.* Voir plus haut.

Acide sulfhydrique

MASCHKA. — *Loc. cit.*

Ammoniaque

MASCHKA. — *Loc. cit.*

FRANÇAIS. — *Empoisonnement par l'ammoniaque*, 1877.

M.-A. GENEUIL. — *Empoisonnement par l'ammoniaque.* Th. Paris, 1873.

HOFMEIER. — Empoisonnement par l'ammoniaque. *Deutsche medicin. Wochensch.*, cité par Maschka, 1880.

POTAIN. — *Bulletin de la Soc. Méd. des Hôpitaux de Paris*, 1882.

Acides

MUNK ET LEYDEN. — Empoisonnement par l'acide sulfurique. Recherches expérimentales, *Berl. klinische Woch.*, 1864.

WAGNER et UHLE. — *Pathologie générale.* Acide sulfurique.

LEGG. — Empoisonnement par l'acide sulfurique. *Bartholomew's Hospitals' Report*, XII, 1876. Résumé dans *R. Hayem*.

BURDER. — Empoisonnement par le vitriol. (Expression impropre : c'est SO^3 qui a été employé.) Dans *R. Hayem*, 1874.

MASCHKA. — Divers acides. *Loco citato.*

MUNK ET LEYDEN. — Étude sur l'action de l'acide oxalique. *Berliner klin. Wochensch.* 1865.

KÖHLER. — *Empoisonnement par l'acide oxalique* (cité par Maschka), 1872.

KRÖNLEIN. — Empoisonnement aigu par l'acide phénique. *Berlin. kl. Wochensch.*, nº 51, 1873.

HARRISON. — Empoisonnement aigu par l'acide phénique. *Medic. Times*, 30 août 1879.

Nous rangeons ici l'acide phénique et l'acide oxalique, bien que leur place fût parmi les corps organiques, le premier surtout, qui est un alcool ; mais il nous a paru plus commode de les inscrire à la suite des acides.

MÉTAUX ET SELS DIVERS

SCHÖNFELDT. — Empoisonnement par l'iodure de plomb. Rés. dans *Rev. Hayem*, 1879.

POTAIN ET HOMOLLE. — Empoisonnement par le plomb. *R. Hayem*, 1880.

BÉRENGER-FÉRAUD. — Empoisonnement par le perchlorure de fer. *Annales d'hygiène et médecine publique*, 3e série, t. Ier.

TUCKWELL. — Empoisonnement par le chlorure de zinc. Dans *R. Hayem*, 1875.

MASCHKA. — Mercure et divers métaux. *Loco citato.*

Chrome et composés

PÉLIKAN. — *Contribution à la médecine légale.* Wurzbourg, 1858.

SCHRADER. — *Bulletin trimestrielle de médecine légale.* Nouvelle série, vol. 5, p. 113. Cité dans *Maschka*, 1866.

LINSTOW. — Empoisonnement par les chromates. *Bulletin trimestrielle de médecine légale d'Eulenberg*, 1874.

GERGENS. — *Empoisonnement par les chromates et l'acide chromique*, cité par *Maschka*, 1876.

GERGENS. — Même sujet. *Archiv. de Virchow*, 1879, 1880.

KABIERSKE. — *Le Rein chromique*, 1880, cité par *Maschka.*

LÉOPOLD. — Empoisonnement par les chromates. *Bulletin trimestriel de médecine légale*, 1877.

WEIGERT.— Expériences sur l'action de l'acide chromique, *Arch. de Virchow*, vol. L, 1877.

FALCK. — Toxicologie pratique, 1880.

KARL-POSNER, dans *Arch. Virchow*, 1880.

Sels divers

MASCHKA. — *Loc. cit.* Sulfate de potasse, nitrate de baryte, cyanure de potassium.

REICHHARD. — Carbonate de baryte. Rés. dans *Maschka*, 1877.

SEIDEL (d'Iéna). — Empoisonnement par le carbonate de baryte. Mort. *Bul. trim. de méd. lég.* 1877. Rés. dans *R. Hayem*, 1878.

Alcool

MASCHKA. — *Loc. cit.*

MITSCHERLICH. — Empoisonnement aigu par l'alcool. *Arch. Virchow*, 1867.

BLACHEZ. — Empoisonnement aigu par l'alcool. *Gaz des Hôp.*, 1867.

STEWART.—Empoisonnement par l'alcool amylique. Rés. dans *R. Hayem*, 1879.

Corps divers

BAMPTON. — *The Lancet*, 1861. Empoisonnement par l'œnanthe crocata.

HINCKELBLEYN.—Empoisonnement par la cytisine. Rés. dans *R. Hayem*, 1874.

CORNIL. — Action de la cantharide. *Journal de Robin*, 1880.

ROY. — Action du colchique sur le tube intestinal. *Archives de physiologie*, 1878.

TABLE DES MATIÈRES

LYON. — IMPRIMERIE PITRAT AINÉ, RUE GENTIL, 4.

www.ingramcontent.com/pod-product-compliance
Ingram Content Group UK Ltd.
Pitfield, Milton Keynes, MK11 3LW, UK
UKHW021028180726
13838UKWH00004B/1675

9 782329 116570